现代著名老中医名著重刊丛书·《第五辑》

应用验方

黄竹斋　编

人民卫生出版社

图书在版编目（CIP）数据

应用验方/黄竹斋编．—北京：人民卫生出版社，2008.2

（现代著名老中医名著重刊丛书　第五辑）

ISBN 978-7-117-09637-9

Ⅰ. 应…　Ⅱ. 黄…　Ⅲ. 验方—汇编　Ⅳ. R289.5

中国版本图书馆 CIP 数据核字(2007)第 191295 号

现代著名老中医名著重刊丛书

第五辑

应用验方

编　　者： 黄竹斋

出版发行： 人民卫生出版社（中继线 010-59780011）

地　　址： 北京市朝阳区潘家园南里 19 号

邮　　编： 100021

E - mail： pmph @ pmph. com

购书热线： 010-59787592　010-59787584　010-65264830

印　　刷： 三河市宏达印刷有限公司

经　　销： 新华书店

开　　本： 850×1168　1/32　　**印张：** 2.5

字　　数： 49 千字

版　　次： 2008 年 2 月第 1 版　　2026 年 3 月第 1 版第 6 次印刷

标准书号： ISBN 978-7-117-09637-9/R・9638

定　　价： 10.00 元

打击盗版举报电话：010-59787491　E-mail：WQ @ pmph. com

（凡属印装质量问题请与本社市场营销中心联系退换）

出版说明

自 20 世纪 60 年代开始，我社先后组织出版了一批著名老中医经验整理著作，包括医论医话等。半个世纪过去了，这批著作对我国近代中医学术的发展产生了积极的推动作用，整理出版著名老中医经验的重大意义正在日益彰显，这些著名老中医在我国近代中医发展史上占有重要地位。他们当中的代表如秦伯未、施今墨、蒲辅周等著名医家，既熟通旧学，又勤修新知；既提倡继承传统中医，又不排斥西医诊疗技术的应用，在中医学发展过程中起到了承前启后的作用。这批著作均成于他们的垂暮之年，有的甚至撰写于病榻之前，无论是亲自撰述，还是口传身授，或是其弟子整理，都集中反映了他们毕生所学和临床经验之精华，诸位名老中医不吝秘术、广求传播，所秉承的正是力求为民除瘼的一片赤诚之心。诸位先贤治学严谨，厚积薄发，所述医案，辨证明晰，治必效验，不仅具有很强的临床实用性，其中也不乏具有创造性的建树；医话著作则娓娓道来，深入浅出，是学习中医的难得佳作，为近世不可多得的传世之作。

由于原版书出版的时间已久，已很难见到，部分著作甚至已成为学习中医者的收藏珍品，为促进中医临床和中医学术水平的提高，我社决定将一批名医名著编为《现代著名老中医名著重刊丛书》分批出版，以飨读者。

第一辑收录 13 种名著：

《中医临证备要》　　《施今墨临床经验集》

《蒲辅周医案》
《蒲辅周医疗经验》
《岳美中论医集》
《岳美中医案集》
《郭士魁临床经验选集——杂病证治》
《钱伯煊妇科医案》
《朱小南妇科经验选》
《赵心波儿科临床经验选编》
《赵锡武医疗经验》
《朱仁康临床经验集——皮肤外科》
《张赞臣临床经验选编》

第二辑收录 14 种名著:

《中医入门》
《章太炎医论》
《冉雪峰医案》
《菊人医话》
《赵炳南临床经验集》
《刘奉五妇科经验》
《关幼波临床经验选》
《女科证治》
《从病例谈辨证论治》
《读古医书随笔》
《金寿山医论选集》
《刘寿山正骨经验》
《韦文贵眼科临床经验选》
《陆瘦燕针灸论著医案选》

第三辑收录 20 种名著:

《内经类证》
《金子久专辑》
《清代名医医案精华》
《陈良夫专辑》
《清代名医医话精华》
《杨志一医论医案集》
《中医对几种急性传染病的辨证论治》
《赵绍琴临证 400 法》
《潘澄濂医论集》
《叶熙春专辑》
《范文甫专辑》
《临诊一得录》
《妇科知要》
《中医儿科临床浅解》
《伤寒挈要》
《金匮要略简释》
《金匮要略浅述》

《温病纵横》
《临证会要》
《针灸临床经验辑要》

第四辑《方药中论医集》收录6种名著：

《辨证论治研究七讲》
《中医学基本理论通俗讲话》
《黄帝内经素问运气七篇讲解》
《温病条辨讲解》
《医学三字经浅说》
《医学承启集》

第五辑收录19种名著

《现代医案选》
《泊庐医案》
《上海名医医案选粹》
《治验回忆录》
《内科纲要》
《六因条辨》
《马培之外科医案》
《中医外科证治经验》
《金厚如儿科临床经验集》
《小儿诊法要义》
《妇科心得》
《妇科经验良方》
《沈绍九医话》
《著园医话》
《医学特见记》
《验方类编》
《应用验方》
《中国针灸学》
《金针秘传》

这批名著大多数品种原于20世纪60年代前后至80年代初在我社出版，自发行以来一直受到读者的广泛欢迎，其中多数品种的发行量都达到了数十万册，在中医界产生了很大的影响，对提高中医临床水平和中医事业的发展起到了极大的推动作用。

为使读者能够原汁原味地阅读名老中医原著，我们在重刊时采取尽可能保持原书原貌的原则，主要修改了原著中疏漏的少量印制错误，规范了文字用法和体例层次，在版式上则按照现在读者的阅读习惯予以编排。此外，为不影响原书内容的准确性，避免因换算造成的人为错误，部分旧制的药名、病名、医学术语、计量单位、现已淘汰的检测项目与方法等均未改动，保留了原貌。对于犀角、虎骨等现已禁止使用的药品，本次重刊也未予改动，希冀读者在临证时使用相应的代用品。

人民卫生出版社

2007 年 11 月

目录

头面五官部

偏正头风方 百药不效，一服便愈。

香白芷炒，二两五钱 川芎炒 甘草炒 川乌头半生半熟 明天麻各一两

上五味共为末，每服一钱，食后服，细茶薄荷汤调下。

又方 此证发时，虽盛暑亦觉畏风，痛不可忍，此治头风第一方，并治寻常伤风头痛。

用荞麦粉炒热，加醋再炒，乘热敷上，用布包紧，勿见风，冷则随换，日夜不断。有人患头风十年不愈，照此治之，其病若失，愈后鼻流黄水数日，从此断根。

雷头风痛方 头痛而起核块，或头中如雷鸣者是。

地肤子同生姜捣烂，热酒冲服，取汗即愈。

又方

山羊粪炒枯，研 每服二钱，酒送下。百药不效，亦愈。

秃疮方

桃仁 杏仁 槐子 蓖麻子 水银各等分

上五味共捣如泥，将头剃净，再敷药。

面上生疮方

有壳蜗牛一二个捣融，摊纸上，中留一小孔，贴之即愈。

又方

鹿角烧研，猪胆调搽。

又方

杏仁捣如泥，鸡子白调敷。

中风口眼㖞斜方

蓖麻子仁一两　冰片三分

共捣为膏。寒时加干姜末、黑附子末各二钱。㖞左涂右，㖞右涂左，周时，俟正洗去。

又方

石灰一合，醋炒，调如泥，于缓处涂之，立便牵正。并治风痹瘾疹，涂之随手即灭。

治痄腮方　两腮亦肿，俗名撑耳风。

皂角二两　生南星二钱　糯米一合

共为末，姜汁调敷，立效。

又方

大黄　白及　五倍子

共为末，鸡子清调搽。

又方

醋调陈石灰，敷之。

肝热目痛方

夏枯草炒　香附子醋炒，各二两　甘草四钱

共为末。每服钱半，清茶调下，数日即愈。夜痛甚者更效。

内障眼药《三丰全集》　治内障翳星三五月，点之复明。

好焰硝一两，铜器内熔化　入飞过黄丹　冰片各二分

铜匙急炒，入瓷罐收贮。每点少许。灵妙不可

具述。

樟硇升丹 治内障翳矇及耳痔、耳疳、牙齿疼痛。

樟脑一钱 硇砂 花椒各三分

共研末，放铜盘中，上盖薄麻纸二层，用瓷杯盖之，四周用煅石膏粉密封，置酒精灯火上数分钟，息火候冷则药升于杯底，刮收加梅片少许，研匀，贮瓷瓶。每用少许点眼。

消障救睛散 治目中胬肉红筋、白膜云翳诸证。

石蟹生研细 连翘 羚羊角 草决明 茺蔚子 防己 白蒺藜各一钱 龙胆草酒炒 木贼草各五分 甘菊花八分

水二盅煎八分，食远服。立见功效。

珊瑚紫金膏 通治七十二种眼疾，屡用如神，虽十年不愈者亦效。惟瞳仁反背而惊散者不效。

白炉甘石一两，以能浮水者佳，用童便浸七日，用炭火，硝银砂锅内煅红，再入童便内浸十日，晒干，研细末 黄丹一两，滚水飞过三次，晒干，研细末 乳香 没药各二钱，俱入砂锅内，加灯心四分，微火炒出烟，去灯心，研细末 海螵蛸二钱，刮去皮甲，微火炙过，研细末 真白硼砂二钱 青盐 麝香各等分 顶上牙色梅花冰片三分

以上均研成细末，合一处，乳钵研极细，然后入麝香、冰片拌匀，再研极细。放舌上无渣方合用。用蜂蜜熬成珠，先用绢袋沥净蜜渣，夏老，冬嫩，春秋酌看老嫩之间。将药末调入蜜内，用瓷罐封固，以蜡封口，不可泄气。

开瞽复明方

鸡苦胆一个，入蜜半匙，以线扎住，再入猪胆内，挂房檐下通风不见日处二十一日，去猪胆，留鸡胆。先以人乳点患处润之，少刻用骨簪蘸鸡胆点上，遍身透凉，流泪出汗。二三次即明。忌茶百日。可将霜桑叶煎汤代茶饮。

葱脑膏　治目瞽。

葱心一茎，中入梅片少许，火上炙，令冰片发泡，同葱汁合为膏，候冷，以骨簪蘸汁点眼。

照月饮　治大人小儿鸡盲眼两目夜不见物也。

明雄黄研细末，水飞，候干

每用五厘，以活鸡剖取热肝擂和，温酒调服。

猪肝散　治鸡矇眼。

石决明　夜明砂　青葙子　五味子各三钱

上共捣末，用豭猪肝一具，竹篦子划开，入药，麻捆，开水煮熟。早晚连汤热食。大人每服二两，小儿减半。

又方

四苓散加苍术治雀目屡效。

治青盲方人望如好眼，自觉不见者是。

白犬生子，目未开时取犬乳，时时点之，俟犬子目开即瘥。十年者亦效。

瞳人反背方

新产狗乳，以鸡翎蘸，拭目中数次。七日复明。

眼生星翳方

白盐少许，灯芯蘸点三五次。不痛不碍，屡效。

又方

荸荠捶碎取汁成粉去渣取粉，点之甚效。

烂弦风眼方眼边湿烂红肿者

净皮硝一钱，水二碗煎化，露一宿，滤净澄清，朝夕温洗，三日即差。虽半世者亦愈。

又方

蛇床子二钱，水煎汤，纱布一方叠数重，浸温汤，罨眼上。神效。

又方

枯矾一两　铜青三钱

共研细末，沸水溶之。俟澄清后，取以点洗。极效。

治偷针眼方眼胞忽然红肿发痒，或眼边生疱

生南星　生地黄各等分

同研成膏，贴两太阳穴，肿自然消。

又方

背上第三椎两旁膏肓穴处有红点如不见点，以木梳背频频刮之，即见红点，用针挑破即愈。

拳毛倒睫方

木鳖子一个去壳，为末，棉裹。左目塞右鼻，右目塞左鼻。三日后其毛自出。切不可将毛拔去，拔后重出，毛硬而更拳，将为终身之累。

又方

五倍子为末，蜜调，敷眼皮上，其睫自起。

治耳常鸣方

生地黄切断，纸包火煨，塞耳，数易，愈。

肾虚耳鸣方耳聋声响如风，水鸣如钟磬声者

黄柏人乳泡透，炒枯，研细末，以黄酒打面糊丸如桐子大。每服七八十丸，开水下。

治耳中流脓或黄水多年不愈方

石膏煅　明矾枯　黄丹炒　蛤粉　龙骨各二钱　麝香一分　冰片二分

共为细末，香油调糊，滴入耳内。

又方

番木鳖磨水，滴耳内，即愈。

治暴聋方

全蝎去毒为末，酒调，滴耳内，闻水声即愈。

又方

真麝香一二分，棉包，塞耳，一日后效。

治耳聋方

老鼠胆汁滴入耳中，二三次即愈。

通瘀锭　治耳聋。

巴豆一个　斑蝥三个　麝香　冰片各少许

共为末，以葱汁、蜂蜜和，捻如麦粒形，新棉裹，置耳中，响声如雷，勿得惊骇，待二十一日方可去锭。

诗曰：一豆二斑不去油，麝香冰片共同投，葱蜜为丸麦子大，新棉包裹耳中留，三日之后黄水出，不痛不痒不须忧，若是此方无应验，罚做人间马与牛。

通耳神方

鼠胆一枚，一作鼠脑　龙齿一分　冰片一分　麝香一分　朱砂一分　乳香半分　樟脑半分

上各研细末，用人乳为丸如桐子大，外用丝棉裹之，塞耳深处，至不可受而止塞，三日取出，耳聪，永

不再聋。

耳内脓血肿痛不可忍，夜不安枕

用韭菜自然汁灌入，百发百中，其效如神。

又方

枯白矾五分　梅片一分

共研细末，吹入耳内，神效。

耳外湿疮方

黄丹一钱　松香八分　轻粉　枯矾各一分　共为细末，香油调搽，效。

治鼻渊方鼻流黄水，又名脑漏

干葫芦瓦上煅枯研末，作鼻烟常嗅，甚效。

又方

经霜丝瓜根，锄而煎服，永久不发。

又方

玉蜀黍花穗干揉，如旱烟法吸之。

又方

老刀豆焙枯研末，酒调服三钱。重者不过三服即愈。

又方

白鹁鸽翎毛三钱　擦生漆丝棉一块，或揩漆布亦可

将二味瓦上焙脆存性，共研细末，加熟矾少许，令病人仰卧用笔管吹入。不过三四次即愈。

鼻血不止方

韭菜捣汁，蒸微温服。其效无比。

四生丸　伤寒病后鼻血，三日不止，服此立愈。

生地叶无则用生地捣汁　生艾叶　生荷叶干者不效　生扁柏叶各等分

共捣为丸，每服三钱。一方乱发烧灰，吹鼻即止。

一人鼻血不止，诸药无效，通其大便，立止。

鼻中生痔方

生藕节连须，瓦上焙枯研末，和顶冰片吹入，其肉渐渐自落。并治鼻中生疮。

又方

枯矾，生猪油和，绵裹，塞鼻中。数日内随药出。

口角生疮方

砂仁壳瓦上火焙研敷，即愈。

口舌生疮方

五倍子末掺之，吐出涎水，便可饮食。极效。

牙疼立止散

青盐　火硝　硼砂　樟片各等分

上四味共为细末，搽牙，其疼立止。

盐烧酒　立止牙痛。

烧酒一杯　食盐一钱

以壶盛水内炖滚热，含一口即浸痛处，待温漱口，又含一口，浸漱如前。酒尽，愈。

齿痛灵丹

川椒去目　冰片各等分

研末。放碗内，上用碗合，盖纸糊口，下用稻草火熏，使药升上。俟冷，取药研细。每用一二厘搽牙，至重两次即愈。

牙齿疼痛方

川椒三分　细辛二分　白芷　防风各一钱

共用滚水泡透，时时含水入口，片刻吐去，再含。

无论风火、虫牙，莫不见效。

取痛齿方

白马尾烧灰存性，点上即落，但不可轻点，恐伤好齿。

又方

用大鲫鱼一条约重十两，白砒一钱入腹内，缝口，挂有风无日狸鼠不到之处阴干，七日后鳞起白霜，取霜收贮。约一鳞之霜可取一牙。临用将白霜取放膏药上不论何膏，指定痛处贴上，令本人咳嗽一声，其牙自落。

齿落更生方

雄鼠脊骨一副，其鼠须八两以上者，越大越好，连毛用草纸包七层，再用稻草包紧，黄泥封固，稻糠煨熟，去肉，拣出全骨，去头尾四肢胁。

研末，擦无齿处，久自生出。

又方

胆矾研细，人乳和，搽孔中，日三四次，新波水漱净。久之，其齿复生。

人中白散　治男妇大小走马牙疳，并咽喉疼痛腐烂红赤，舌肿龈臭出血，牙床溃腐等证，极效。

人中白　儿茶　真青黛　硼砂各一钱　薄荷　玄明粉　马勃各五分　顶上梅片二分

上八味共研极细末，瓷瓶收贮加薄荷精五分更佳。病重者加牛黄三分、珍珠五分，其效更速。咽喉病用笔管吹入，日三次，夜二次。牙龈病掺之。涎从外流吉，毒从内收凶。

内服方

芦荟　银柴胡　胡黄连　川黄连　牛蒡子　玄参　桔梗　山栀　石膏　薄荷　羚羊角各五分　甘草　升麻各三分　淡竹叶十片

水二盅煎六分，食后服。此方虽穿腮破唇，并宜服之。

走马牙疳散

人中白焙二钱　旧红褐五片烧灰　冰片二分

共为末，敷之立效。

又方

人龙瓦上焙干研极细末，加青黛、冰片各少许，研匀，吹入即愈。

又方

内服犀角地黄汤，外敷清疳去腐丹。

枣矾散　治走马牙疳。

大枣二枚去核，入红矾三厘，外用泥包，炭火烧枯，去泥，将枣研细末，搽上即愈。

牙关紧闭方

盐梅擦牙上，涎出即开。

骨鲠方

向日葵子研为细末，白汤送下，即咽喉肿塞，至于饮食不下者亦效。

狗涎能化鱼刺。

百灵丸　治喉中结块不通水食，危急欲死。

百草霜烧草者佳，烧煤炭者勿用和蜂蜜为丸如芡实大，新汲水化一丸，灌下。甚者不过二丸。

又方

胆矾含口内，恶涎吐尽自愈。

猪胆矾　治单乳蛾、喉癣、喉痈肿痛，吞咽不下，命在须臾者，屡试如神。虚火喉证者忌用。

腊月八日，取雄猪胆一枚，装入白矾末，阴干，研末。次年腊月八日，再取猪胆入前猪胆末，如此三四次。遇患者用一二分服之。

治单双喉蛾喉痹方

皂角虫蛀者不用研末，醋调服一钱，重则一钱四五分。或用鹅毛蘸药入喉搅动，亦可并敷喉外，干则随换，少许吐出痰涎，愈。

治咽喉不通牙关紧闭不省人事方

巴豆捣烂，棉纸包压取油，作捻点燃，吹灭，熏鼻中，使烟气熏入喉内，即时吐痰涎恶血，便愈。

颈项部

对口疮生后项正中处，偏生者名偏对口

初起者用嫩桃叶尖，用铁斧捣融，贴之便愈。

又方

鲜茄子蒂十四个　生红何首乌二两

水煎服。二三剂未破即消，已破拔脓生肌，虽根盘八九寸宽大者亦效。

又方

明雄一钱　吴茱萸一两

为末，香油将熬熟，调搽对口，疼痛敷此，立止。

颈项直硬不能转侧方

黑豆一升，蒸融布包作枕。

治对口神效方

皂荚一个，去筋去子　头垢三钱，即梳篦上之垢腻　麝香三分，研末

同捣，敷之立见神效，消肿止痛。

治颈上瘿瘤方

川黄柏细末　海藻细末，各二两

上二味和匀，瓶贮。每用五分，于手心以舌舔之，一日三五次，三五日即消。

治瘤神方

夏月取大蜘蛛丝缠于瘤根，大瘤约廿日，小者七八

日，溃烂脱落。

枯瘤散

灰苋菜晒干，烧灰，半碗　荞麦烧灰，半碗　风化石灰一碗

和一处，淋汁三碗，慢火熬成霜取下，加番木鳖二个、巴豆六十粒去油、胡椒十九粒去粗皮、明雄黄、人言各一钱为末，入前药和匀，瓷瓶收用，不可见风。以滴醋调匀，用新羊毛笔蘸药点瘤上。瘤有碗大，则点如龙眼核大；若茶杯大，则点如黄豆大。干则频点之，其瘤干枯自落。如血瘤破，以发灰掺之，外以膏护好，自能敛口收功。

消瘿五海饮

海带　海藻　昆布　海螵蛸　海蛤各五钱

水煎汤，当茶饮，甚效。

又方

樱桃核，好醋磨，敷即消，初起者甚效。

又方

石榴树上寄生，醋磨，擦之极效。

治瘊子方

地肤子　白矾等分

水煎，洗数次尽消。

又方

牛口涎，时时涂之即落。

治颈淋巴结核方已破未破均效。

刺间使穴，久留针，并灸五壮。并可配天井、肩井、肘尖等穴。左取右，右取左。

腋　　部

腋下狐臭方

用蒸饼一个劈作二片，放密陀僧细末一二钱，急夹在腋下，略睡片时，俟冷弃去。如系一腋狐臭，只用一片夹之。有人患此二十余年，照治断根。

又方

枯矾　蛤粉各三钱　樟脑一钱　冰片三分　麝香二厘

共为末，热糯米饭拌捣作饼，夹于腋下，略睡片时，冷即取下，一二次即愈，永不再发。将饼埋土内。

又方

顶大蜘蛛一个，或用小蜘蛛二个，黄泥包好，火内烧红，取出俟冷，去泥，加轻粉一钱，共研末。日搽数次。轻者二日即愈，重则三四日必断根。

胸 乳 部

治鼠疮无论新久，已破未破，均不超月即愈。

信石白砒　巴豆各一钱　没药　乳香各一钱　麝香　梅片各五分　猪板油二两

先将信石、巴豆、猪板油共捣如泥，放置铁丝网上。下用香火烘，以瓷盘接淋下之药油，待油冷后再加入麝、片、乳没，诸药调和均匀，贮瓶待用。

用此药敷患处中心，如疮有鸡蛋大，药量仅如拇指大，盖胶布，日换一次。

瘰疬结核方

穿山甲三片　全蝎十四个，去刺　焰硝三钱　蜈蚣一个，去头足

上四味共为细末，用黄酒煎，温冲服，再吃胡桃三五个，温覆出汗。三五剂即断根。

又方

丝瓜烧存性　为末，黄酒调服一钱，日三次。

治鼠瘘核痛方

未成脓者，以柏叶捣涂，熬盐熨之，气下即消。

内消瘰疬方

土贝母　白芷各五钱

共为末，糖霜调，陈酒下三钱。重者三服愈。

又方

好胡桃一枚劈做两半，将一半挖去肉，以蝉蜕塞实，对合，用山泥包好，煅存性，研细末，陈酒下。每日服一枚，一月愈。

治瘀核瘰疬

用鼠粪拣两头尖者为雄，两头圆者为雌，楝开各晒干，男用雌，女用雄，将鸡子一个，顶上打一小洞，倾去白，但存黄，入鼠粪在内，以满为度，搅匀，用皮纸封固小洞，饭上蒸熟，去壳。临睡时搓碎，大酒送下。隔一日再服，虽年远破烂者不过三四枚而愈，未破者即消。

又方

用铜钱一枚和蜒蚰虫即无壳蜗牛，俗名鼻涕虫捣融，以铜化为止，敷之即愈。

三妙散 治结核瘰疬遍满脖项，服之十日即消。

夏枯草 金银花 蒲公英各五钱

酒水煎，时时当茶服之。

治淋巴腺结核、多发性瘰疬 无论已溃未溃，虽年深日久皆可痊愈。

大椎 肩井大椎旁平开四寸 三椎下两旁各五分 三椎下两旁各二寸 膏肓 肝俞 渊液

共十三穴同时各针入二分，留二小时。五日一次，重者十次痊愈。

贴瘰疬饼 治项间瘰疬，不辨肉色，不问大小及年月深远，或有赤硬肿痛，并皆贴之。

生山药 蓖麻子等分

共捣匀，摊贴患处。

瘰疬拔根膏

土木鳖五个，去壳　白嫩松香四两　乳香　没药　血竭各二钱　巴豆仁五个　蓖麻子仁七钱　铜绿　杏仁去皮。各一钱

上九味入石臼捣三千余杵成膏，浸凉水中，忌犯铁器，用时量患大小，捻成片，贴患处，外以油纸盖之，日换。

提疬丹取疬核法

水银　硼砂　火硝　明矾　皂矾　食盐各一钱　朱砂二钱

用粗瓦盆放前药，上合粗碗一只，盐泥封固，炭火炼三炭香，先文后武，冷定取出，升在粗碗上，药白，米饭捣丸绿豆大，朱砂为衣。每用一丸，放疮上，棉纸封二三层，一日夜急揭起，则核随纸带出。丸可再用。

集成白玉丹　治瘰疬破烂，连及脑腋，臭秽难闻，多年不愈，药到病除。

用新出矿窑石灰一块，滴水化块成粉，用生桐油调匀，干湿得中。先以花椒、葱煎汤洗净其疮，以此涂之，不数日痊愈。

治乳痈初起，红肿结核，全身发冷发热。

全当归　栝楼各五钱　地骨皮六钱　二花三钱　蒲公英　青皮　柴胡各二钱　乳香　没药各一钱半　紫花地丁　玉片　皂刺　生甘草各一钱

上十三味水煎服，一剂红肿消，再剂愈。

治吹乳方　不论内外吹乳初起，服之最效。

栝楼　连翘　蒲公英　贝母　归尾　柴胡　青皮　橘叶　甘草

上九味，水煎，温服。恶寒加麻黄。

乳毒吹乳方

川贝母　白芷各一钱半

为末，热黄酒冲服即消。

又方

生山药捣烂，敷肿痛即止。

治乳癌方

香附　生地各二钱

捣饼，敷患处上，用艾灸随年壮即消。

妇人乳孔塞痛方

核桃肉数颗，擂碎，滚酒冲服。

治乳痈方红肿疼痛者足

炒白芷　制乳香　制没药　浙贝母　归身各等分

研细末，每服五钱，酒送。一服全消。

又方

生蒲公英捣烂，冲酒服，渣敷乳上，略睡片时，数次即愈。

栝楼散　治乳痈乳房红肿而硬，旁生小孔流脓。

栝楼一枚，连皮捣　金银花　当归各三钱　白芷　青皮各一钱　乳香去油　没药去油　生甘草各五分

水煎服。

乳头破裂方

胭脂和蛤粉，用水调敷。

心气怔忡方

焦白术时时煎服，极效。

心胸烦满方

雄黄五钱，并饮清油半碗。一人病此，两年不愈，服本方吐出一虫而愈。又治水停心中，有声如雷。

心胃气痛方

延胡索末三钱，酒下，极效。

心胃虫痛方或滴水入口即吐，或口渴饮水不止，或吐清水者皆是。

葱白汁一杯饮下，随饮真小磨麻油一杯，少顷即愈，虫当化水，除根，虽痛至牙闭欲死者亦效。

又方

真川椒　乌梅　生姜

水煎汤，服即愈。

胸膈胀满咳嗽不安方

宫粉、香油入铁器内，熬数滚，离火，用头发一团蘸粉搽胸膈。数次即愈。

咳嗽气喘方

生山药半碗，捣烂　甘蔗汁半碗

和匀炖服。

止嗽散

治诸般咳嗽，伤风不醒，邪郁外感。

桔梗炒　荆芥炒　紫菀　百部　白前三味各饭上蒸一次。再炒，各八两　陈橘皮四两，去白，炒　甘草三两，炒

上七味共为细末，每服三钱，临睡时开水调下。初感风寒者，生姜汤调下。

粉黛散　治痰嗽终夕不寐，面浮肿，如神。

真蚌壳粉长者为蚌，圆者为蛤，须取蚌壳新瓦上炒，令通红，地上出火毒半月　真青黛少许

上同研匀，用淡齑水滴入香油数点，调服二钱，神效。齑水即腌菜水。

妊娠咳嗽日久不愈并小儿久咳方

胡桃仁切碎，不去内皮　蜂蜜　猪板油各四两

先将猪油入锅炼，去渣，入蜜及胡桃仁煎和熟，倾入碗，候凝。早晚随意食之。

独圣散　治多年咳嗽肺痿，咯血红痰。

白及三两为末，每服二钱，临卧糯米汤下。

治肺痿方

真於术一味，常服自愈。

治肺痈方

薏苡仁炒为末，糯米汤调服，或煮粥，或水煎服，当下脓血而安。

又方

玄参半斤　桔梗二两　天门冬四两　炙草一两

水十碗，煎至二碗，另加蒲公英、金银花各五钱，再煎至一碗，食后即服。初起即消，日久即愈，极效。

又方

绿橘叶洗捣，绞汁一盏，服之，吐出脓血，愈。

宁肺丸方　治肺结核，咳嗽吐痰，胸闷背痛，头眩心悸，失眠盗汗，身体疲倦，食欲不振，体温正常。

川贝母一两　杏仁　款冬花　全当归　法半夏各三两　炙紫菀　北桔梗　银柴胡各一两五钱　炙甘草一两二钱

上九味共为细末，炼蜜丸，每丸重二钱，饭后服一丸，日三。轻者一二丹，重者三月至百日痊愈。

治哮吼方喉内有声而气喘者是

病发先一时，用凤仙花连根带叶熬出浓汁，乘热蘸汁在背心上用力擦洗，冷则随换，擦至极热为止。无则用生姜擦之。再用白芥子三两、轻粉、白芷各三钱，共研为末，蜂蜜调匀作饼，火上烘热，贴背心第三脊骨上，贴至热痛难受，正是拔动病根，务必极力忍耐，切勿揭去，冷则将药饼起下烘热。再贴。一饼可贴二三日，无论愈否，多备药饼换贴，不可间断。轻则一二日，重则贴三四日或五六日，永不再发。有人患哮吼四十余年，贴至数日断根。无论寒热虚实皆治。药味不可加减。并治痰气结胸及痰喘咳嗽。

又方

海螵蛸瓦上焙枯为末，大人服五钱，小儿二钱，红砂糖拌匀调服，数次断根。

又方

大磨麻油半斤，入麦芽糖半斤，饭锅上炖融，挑三四钱，开水冲服。早晚三数次立效。久服亦能断根。

腹　　部

沉香百消丸　此药能消食、消滞、消气、消痞、消胀、消肿、消疼，而不见响而不动，其功甚大。

香附醋炒　五灵脂　黑丑头末　白丑头末，各一斤　沉香四两

上五味共为细末，和匀醋糊丸绿豆大。每服三五十丸，食后姜汤服。

消痞琥珀膏

蕲艾　独蒜　穿山甲

为末，入食盐、米醋捣饼，量痞大小贴，两炷香为度，化脓血从大便出。

治腹内积痞结滞方

蜈蚣三条　木鳖子三个　明雄三钱　皮硝　山栀　熟石膏各三钱

上六味共为细末，酒调面为糊，和药敷布上，贴患处，外护油纸，布裹紧。大人日一换，小儿七日一次。

又方

水红花子为细末，面糊和作一处，加麝香一厘，放痞上，以熨斗烙之，数次即愈。

牛郎散

治腹内一切虫疾，屡效。

黑丑头末　白丑头末，各五钱　尖槟榔一两，研末

上三味和匀，不见火。于上半月五更时空心先饮砂糖水一杯，再用药三钱，砂糖水调服，连服三次，泻三次，其虫尽出。小儿减半。

食积痞块方

木贼草五钱，研细末。每服五分，开水空心调服，年近者一料即消，年远两料痊愈。

治蛇积方腹中易饥，食下片刻即吐。

用醋泡大蒜汁，饮数碗，吐出一蛇即愈。不吐再服数碗，自愈。

又方

雄黄五钱调水服数次，即愈。

治反胃噎膈方

牛反草牛食草后所吐出者水煎服，神效。

又方

净牛乳少加白糖，时时炖热饮之。凡患噎膈大便燥结者，服此必效。

又方

猪毛连粗皮及蹄尖，不拘多少，晒极干，放净石上，用明火点之，烧至如膏药样，住火令定，研极细末，每服三钱，滚开水下。年在五十内者百发百中。

又方

山栀五钱，炒黑研末，酒冲服。一服即愈。胃寒者勿服。

又方

白蜜滚水调服，每服一两，数服自愈。一人患此，曾顿服十二两，神效。

又方

油透木梳一把，烧枯为末，酒调一钟服下，半日即能饮食。

又方

蝎虎一条或小者二条、烧酒二斤，瓷罐盛入，埋地下一月十日亦可，取出随意饮之，即开关能食。

牛涎丸 专治膈食。

糯米粉以老牛口涎以水洗净老牛口角，盐涂之，少顷涎自出拌和为小丸，煮熟，食之神效。或用牛涎和水服，亦妙。

空心丸 治膈食病。

逢日食时，自初亏起，用白面二斤水调揉熟，向日和成丸如桂圆核大，以日色复圆为止。即将面丸于是日晒干收好。按一岁一丸，空心煮食，平淡而有奇功。而圆外实内虚，尤为奇异，不可轻忽，多制可以济人，不见日则不效。

膈气暂开关方

荔枝一枚去核，将蜒蚰一条放荔枝肉内，再掺好冰片三厘于蜒蚰上，即将荔枝裹好，仍放壳内，以线缚好。令病人含在口内，有冷涎水渗出，可徐徐咽下，一时许蜒蚰已化完，无水渗出，令病人连壳吐出。只服一次，可以立进饮食。

治虫膈方

靛青叶捣汁，无叶用蓝靛，兑淡酒，饮之立愈。

蛇瘕噎膈方

醋泡大蒜汁陈者佳，饮二三碗，当吐出蛇。

噎膈胸前有骨作梗方

取生鹅血，对口乘热灌之，其骨自化，饮食可进。

反胃呕吐方

生姜一大块，直切薄片，勿令断，层层掺盐，以线扎紧，外用草纸七层包之，水泡湿，慢火煨熟，捣烂，和米煎服，立止。

又方

姜汁一杯煎滚　蜂蜜四两炼熟

每服用姜汁一匙、蜜二匙，白汤调服，每日五六次，效。

偶然呃逆方

纸捻通鼻，取嚏即止。

又方

目扬上视屋梁，行数初即止。

呃逆日久不愈一连四五十声方

生姜捣汁，一合　蜜一匙

温热服。

试臌胀法

用白盐四两炒热，用绢包，放脐上。水臌盐化水，食臌盐化红色，血臌盐化紫色，气臌盐黑色，气虚满臌盐本色不变。

治臌胀方

西瓜一个，冬瓜亦可片去顶，若是满瓤，挖去瓤三成，以蒜瓣填满，将原顶盖上，放新砂锅内，再用新砂锅合上，蒸熟。瓜蒜与汤作二三次食尽，三日之内尽消。不忌盐酱。

又方

独头蒜一岁一个，去皮，入顶好甜酒六七成，对烧酒二三成，以酒盖过蒜为度，蒸熟。如夏月露一宿，仍温热用；冬月乘热连酒服完。从大便出虚气，即下秽物，其肿自然消。一服除根。不忌盐酱。

又方

取盖屋稻草煎汤，倾入盆内，先坐盆上熏之，待汤温方洗其腹，小便随下黄水。熏洗数次，永不再发。

又方

一味蜂蜜，多服自愈。

又方

黄牛粪男用雄，女用雌，四五月取净者阴干，微火焙黄为末，每用一两，酒三碗煎至一碗，沥去粪渣，止饮酒。三服痊愈。

治水臌方手按之下陷不起者是

牵牛　甘遂各二钱　肉桂三分　车前子一两

水煎服。一剂而水流升余，二剂而愈。断不可与三剂。病后宜以参术之品补脾，更忌食盐。

牛郎散　治水肿蛊胀

黑丑头末　槟榔等分

上二味，共研细末。每服三钱，空心黄酒调服。

又方

冬瓜煎汤，小便利即消。或取汁服亦可。

水臌药饼　治水臌肿胖。

轻粉二钱　巴豆四钱，去油　硫黄一钱

上三味共研匀为饼。先以新棉一片放脐上，次以药饼当脐按之，外用布捆紧，如人行五六里，自然泻下恶水。待下三五次，即去药饼，以温粥补之。久患者隔日取。水愈后，忌饮凉水。

水臌小便淋闭方

大田螺四个，去壳　大蒜五个，去皮　车前子三钱，研末

共研饼，贴脐中，以布束缚，则水从小便出渐消。秘方名消河饼。

又方

商陆、葱白，捣填脐中，小便利，肿自消。

又方

甘遂末水调，涂肚腹周围，另煎甘草汤服之，其肿自消。

治气臌胀方按之随手即起者是

雄猪肚子一个　虾蟆一个　砂仁七粒

将虾蟆、砂仁装入肚内，线扎住口，以清水入砂锅内煮熟，不用盐。清晨空心食之。至重二剂愈。

又方

大癞虾蟆一个　砂仁不拘多少，为末

将砂仁装蟆内，令满，缝口，黄泥封固，炭火煅红，取出候冷，将蟆研末，作三服，陈皮汤送下，以放屁多为效。二三服痊愈。

又方

葫芦藤煎汤代茶饮，数月愈。

又方

陈年大麦芽水煎汤服，泄气即消。

又方

姜汁炒远志五钱水煎服，下气通即愈。

治血臌方周身黑色皮内有紫黑斑点者是

马鞭草　刘寄奴等分

水煎浓汤服。

又方

韭菜汁一杯　桃仁七个，炒研　红花一钱

温黄酒冲服。

血臌逐瘀汤

水蛭炒黄，研末　雷丸　红花　枳壳　白芍　川牛膝各三钱　当归三两　桃仁四十个

水煎服，一剂勿服，二剂即改服四物汤加白术、茯苓、党参，自然痊愈。《串雅》云：服后下血斗余，再服血尽自愈。或用夜明砂代水蛭。

妇女血分蛊胀方

桃仁四钱　青皮　枳壳　槟榔　芫花　大戟　大腹皮　红花各三钱　厚朴二钱　木香一钱　大枣五枚　米醋一匙

水煎服，三五剂即消。

治水泻方

白术一两　车前子五钱

水煎服，立止。

泄泻食物不化方

柿饼烧红，放地上，用碗盖住，俟冷研末，米汤调服二剂即愈。

忍冬散　治赤白痢疾神验。

金银花铜锅焙黄为末，每服三钱，赤痢白蜜水调服，白痢砂糖水调服。服后更甚，轻者再服即愈，否则亦必渐出黑粪，次日霍然。小儿每服一钱。

暑毒痢疾饮

绿豆不研　炙甘草等分

滚水泡，当茶饮。

泻痢灵丹　治水泻，赤白痢及休息痢四五年者。

川乌面包炒微黄，一两　草乌面包炒微黄，一两　苦杏仁去皮尖，打净油，二两　生大黄　熟大黄各一两　茅苍术米泔水浸，炒焦，六两　川羌活四两，炒　生甘草一两五钱

上八味各研细末，和研匀，瓷瓶密收。壮者每服五分。老人三分，小儿二分，姜汤调服。痢疾重者加木香、槟榔各一钱，同药末一钱煎服。孕妇勿用。

治赤白痢方

白芍　地榆　黄芩　陈皮各三钱

水煎，去渣，加红白糖各五钱和服。

里急后重方欲下痢而不出者是

川厚朴一钱　煎水，调槟榔末八分服，奇效。

噤口痢方

田螺一个捣碎，入麝香少许，连壳捣，敷脐上。

又方

神曲炒　山楂　白砂糖各二两　川连一钱，另蒸　真乌梅三个　甘草五分　荔枝肉七个

水三大碗煎汤服，且吐且饮，自然思食止痢。

休息痢方即多年痢疾不愈者

真乌梅煎水，红白糖调服。

又方

古松树皮研细末，稀粥和服一碗。日三服，三日愈。

脱肛不收方

烟草水煎汤，洗之即收。

又方

五倍子三钱　白矾二钱

水一碗煎汤洗之，再用木贼烧灰，搽肛上即收。或蝉蜕研末，香油调搽。

治疝气痛方

大茴香炒　小茴香炒，各一钱　荔枝核炒　橘子核炒，各五钱

上四味共为末，红糖水调服。一服止痛，三服除根。

治疝气及肾大如斗方

八角大茴香　青皮　荔枝核各二两

炒黄色，烟尽为度，置土上，以碗复之，少时取出研末。每服二钱，无灰酒下。早午晚各一服，病除。

疝气肾子肿胀偏坠方

老丝瓜瓦上焙枯，研末，热酒冲服。重者三服即愈。

又方

鲜地骨皮　生姜各四两

共捣如泥，用绸包于囊上，其痒异常，一夕消。

又方

槐子一钱　炒为末，入盐三分，空心热酒送下，肿消痛止。

又方

青矾三钱滚水送下，三服除根。

阴囊肾子肿大方

灶心土三升砂锅炒热，加川椒、小茴香末各一两拌匀，布袋盛，包阴囊上，冷则再换，如此三次即愈。

又方

棉花子仁煎汤洗之。

癞疝重坠囊大如斗方

薏苡仁四两，陈壁土炒，水煮为膏，数服即消。

杂　病

通关散　治中风不语，不省人事，牙关紧闭，汤水不入者，以此吹鼻，有嚏可治，无嚏不可治。

生南星　生半夏　猪牙皂各等分

共为细末，瓷瓶密贮，每用少许，吹入鼻内。

油姜饮　治中风痰壅或不能言。

香油一杯　生姜汁半杯

调匀，灌下，痰去立愈。

中风舌强不语方

龟尿点少许于舌下，即出声。

中风不语半身不遂方

草乌一斤　绿豆半升

同煮，以豆熟为度，去豆，将草乌刮去皮切片晒干为末，烧酒对服。虽老年久病亦愈。

中风角弓反张方

鸡屎白三钱　酒五杯

用竹筷顺搅一千遍，饮之。小儿减半。日服二次。

三厘抽筋散　专治半身不遂。

番木鳖不拘多少，用香油炸，待浮起取出，乘热去皮为末，每服三分黄酒下，汗出即愈。

治脑脊髓膜炎方即痉病初起，头痛胸烦，颈项强急，继则角弓反张，神志昏迷。

皂矾煅炼存性成赤色研细末。病人左边头痛，以矾末少许，吹入右鼻孔；右边头痛，吹入左鼻孔；如头部左右皆痛，吹入两鼻孔。两三分钟后，胸中即觉清爽。稍时，鼻流清涕，随下血水，即愈。皂矾性质酸凉无毒，为化痰解毒之品，治血分之瘀积，其效最捷。其色绿，煅时检其结晶，去其砂石，用瓦器盛之，木炭火上化为流质，待干，其色变赤。研极细。土地上放一夜。去火气，玻璃瓶收贮。

祛风逐湿散 专治手足不仁，骨骱麻木疼痛。

番木鳖水浸半月，入锅煮数滚，再浸热汤中数日，刮去皮心，入香油锅中煎至油沫尽，再煮百滚，透心黑脆，以铁丝筛捞出，即入当日炒透土基内，拌至土粉有油气，入粗筛去油土，再换炒土粉拌，一时再筛去土，如此三次油净，以土鳖同细末锅内再炒，入盆中拌罨一夜，取鳖去土，磨粉，二两 穿山甲尾上细甲良，同土炒至松脆，研，二两 川椒一两

共为细末，每服七分，用好陈酒量饮，五更送下，醉，盖取汗，服至痛处更痛，麻处更麻，头眩背汗，昏沉四五刻即定，定则痊愈。如服后不觉痛麻，必要再服，服至知觉方止。

小风门顶 治一切风痹瘫痪，拘挛不仁等证。

麻黄一两 官桂五钱 木鳖子二两，水浸胀，去皮毛，切片

共炒至木鳖黑色为度，去前二味，将木鳖为细末。每服三厘，陈酒送下，避风出汗。如冒风，呕吐发战，黄泥水煎姜汤解之。

治瘫痪方

油核桃捣烂如泥 黄蜡各三钱

上二味滚黄酒冲服，出微汗。停三日，又进一服，各用四钱，照前冲服。又停三日，再服一次。三次服

完，痊愈。

又方

熟牛骨髓一碗　熟白蜜一斤半，滤过炒　白面一斤　炒黑干姜末三两

上四味和匀，丸如弹子大。每日三四丸，细嚼，黄酒送下，大效。

又方

黑木耳水煮，酱油拌，作菜常食，愈。

又方

桦皮烧灰为末，每服二钱，酒下。久服自愈。

又方十余年不能行动者皆可治

金毛狗脊全身者，用黄酒洗去毛净，咀片

用黄酒三斤煮三炷香时，埋土中七日，空心日服三次，数日能行走。

外治方

黄瓜藤煎水熏洗。

治痿病方无痛为痿

葱白煮熟，早晚食之，并饮其汤，久之自愈。

痿病两腿不能行动方

每夜交五更初时，不可坐起，于枕边用板栗子两个，必要两面皆扁的，若一面圆一面扁不效。先取一个缓缓细嚼，不可言语，口要闭紧，嚼至溶化如浆，方缓缓运气吞下，送至丹田。再用一个如前吃法，听其睡去。百日即行动如常。

治骨痿方

何首乌一斤　牛膝半斤

炼蜜丸，酒服五钱。

金刚丸 治肾损骨痿不能起床，服此益精。

萆薢有红点者佳 杜仲姜炒，去丝 肉苁蓉酒洗去鳞甲 菟丝子酒煮，各等分

共为细末，酒煮猪腰子捣成丸，桐子大，每服五七十丸，空心酒下。

起废神丹 治痿证久不效服之。

麦冬半斤 熟地一斤 玄参七两 五味子一两

水二十碗煎成六碗，早晨服三碗，下午服二碗，夜半服一碗，一连二日，必能起坐。后改用：

熟地八两 玄参三两 五味子三钱 山茱萸四钱 牛膝一两

水十碗煎二碗，早晨服一碗，晚服一碗，十日即能行步，一月之后平复如旧矣。

起痿神丹

玄参 山茱萸各一两 熟地三两 沙参三两 麦冬四两 五味子五钱

上六味，水煎服。

周身骨软筋骨疼痛手足不能举动经年不愈方

食冬瓜一二百斤而愈。

通筋透骨丸 治男妇一切筋骨疼痛。

马钱子六两 儿茶 乳香去油 没药去油。各一两 甘草一钱 炙草乌二两

上六味为细末，面糊为丸如梧子大，每服一钱或二钱，酣酒送下。

筋骨疼痛如夹板状不可忍者方

骡子修下蹄爪甲烧灰存性研末，黄酒或滚汤调服，立愈。

元黄顶 此药醇而不霸，走而不守，能钻筋透骨，活络搜风。治风痹瘫痪，湿痰走注，遍身骨节酸疼，类风不仁等证。

番木鳖一斤，泉水浸胀，刮去皮毛，劈作两片，日换山水二次，勿使移换地方。夏浸八九日，春秋十余日，冬二十余日，尝之味淡不苦者捞起晒干。掘向阳山上黄土斤余，筛细。随掘随用，不可经宿。拌木鳖，入锅炒燥，勿使焦黑，摊地去火，用筛格出，即为细末，瓷瓶收贮密封。每服二分，陈酒送下。或随煎饮用，使调入四五厘或一二分和服。大效。

气血凝滞周身痛不可忍方

延胡索　当归　肉桂等分

为末，温酒调服四钱即愈。

治羊痫风方

甜瓜蒂七个，研细　白矾一钱

无根水调，送下即吐痰。过五日，再吃一服，痊愈。

金矾丸 治男妇抑郁癫狂及风痰迷闷。

郁金七两　生明矾三两

上二味共为细末，薄米糊为丸如梧桐子大，每服三钱，白滚水送服。药完愈。

又方

十枣汤服之，吐下痰涎即愈。

治风癫狂谵语如痴皆痰所致方

盐水一大碗灌下，吐痰即愈。

又方

甜瓜蒂不拘多少细研为末，壮年用二分半，十五岁以下及老怯者减半。早晨井华水下，一食顷含砂糖一块，良久涎如水，出涎尽，食粥一两，日愈。如涎出太多觉困甚者，麝香少许研细，温水调下即止。

治狂发无时披头大叫欲杀人不避水火方

苦参研细末，蜜丸梧子大，每服十丸，薄荷汤下。

治诸痫方

鸭舌胆矾煅存性

上为细末，每发时用一字，以笔管吹入鼻内，涎出即愈。

又方

天南星九蒸九晒为末，姜汁糊丸梧子大，煎人参菖蒲汤或麦冬汤，下二十丸。

回癫汤 治羊癫证，忽然卧倒，作羊马之声，口中吐痰如涌，痰迷心窍，因寒而成，感寒则发也。一剂即愈，永不再发。

人参 山药 半夏各三钱 茯神 薏仁各五钱 白术一两 肉桂 附子各一钱

上八味水煎服。

疟疾散 治一切新久疟疾，一剂截止如神。

常山酒煮晒干 草果煨 知母 川贝母去心，或易以槟榔，各等分

上四味共为粗末，每服三钱，用水略煎，去渣，热服。不可过熟，熟则不效。平旦及将发前服。一方四味各

钱半，水煎，五更热服。

治一切寒疟热疟邪鬼疟等证方

木鳖肉一两，皂角一两，捶破，水一大碗，同木鳖煮，煎干为度，去皂角不用　朱砂　雄黄　甘草各一钱

上四味共为细末，每服四分。未发之先，吃饭半碗，再用黄酒调药服，盖被出汗，不吐不泻，不伤人元气。轻者一服，重者不过三服，忌油腻面食。

治疟屡效方

临发时用白糖四两、烧酒半斤，烫最滚，尽量饮之。

治间日疟方

密陀僧六分，研极细　白洋糖五钱

未发时早一刻，热烧酒调服，一服之愈。

疟疾顶

白信一钱，用豆腐一大方块中挖一池，放信于池内，以原豆腐盖好，煮一炷香，去腐用信　朱砂二钱　绿豆粉七钱

共为末，每服三分，或姜汤调白砂糖送下。须量虚实老幼大小，或一分、二分至三分。服之即吐黄水，以冷粥汤补之。一服即愈。

治疟母方疟久胁下成块疼痛

核桃壳煅灰存性，研细末，三钱　木香研末，八分

好酒调服，三五次即消。

久疟成痞方

大蒜一个，晒干研末　朴硝三钱，研末

独头蒜共捶，融成膏，贴上自消。

男女黄疸方

猪胆一个倾取汁，以豆腐浆冲服。三服愈。

又方

苦丁香为细末嗃鼻内，一时鼻出黄水，水尽即止。三日后再嗃一次，痊愈。

治水肿方

田螺不拘多少，漂净，加香油一盏于水内，其涎自然吐出，取涎晒干为末。每服不过三分，酒调下，水自小便下，气自大便出，肿即消散。

又方

冬瓜煎汤服，小便利即消。

治小便不通方

葱三斤，慢火炒香，熟绢帕裹，更替熨脐下即通。

又方

盐炒热，布包熨脐下。

小便不通腹胀如鼓危急将死方

凤眼草即臭椿子一把　皂角四两

水煎五七沸，加麝香少许，入瓷罐内，将玉茎入罐口内，熏半炷香时，使气入窍即通。

白浊神效方

车前子　生於术各四钱　刘寄奴二钱　黄柏一钱

上四味水煎服。

治血淋方

牛膝一两　乳香一钱

酒煮，温服。水煮亦可。

又方

淡豆豉五钱水煎服。

治石淋方

核桃肉煮粥，多食甚效。

又方

田螺一个连壳捣融，热酒冲服即通。

梦中遗溺方

桑螵蛸十个，烧存性研末，砂糖调服立愈。

又方

大甘草头煎汤，夜夜饮之，自愈。

梦遗不止骨蒸发热方

黄连　肉桂等分

为末，每服三钱至一两，开水调服。

治阳痿方

猪子肠新瓦上焙干为末，每服一钱，烧酒一盅调服，一次能管一月。

治大便秘结方

生蜜一杯　玄明粉三钱

开水调服，立通。

又方

胡桃一个，捣融　炼猪油等分

调匀，滚水冲服。

大便下血方

鲜豇豆带荚煮熟，香油拌食，不入盐醋。

治脚气肿痛方

木瓜为末，酒调，敷患处立止。

又方

麸皮醋蒸，熨之，互易至汗出为妙。

又方

木通一味煎水，时服。

又方

黑豆、甘草同煎汤，服之。

又方

四物汤、小续命汤同煎服。

脚气粉 治脚气湿烂成疮及脚汗。

炉甘石煅，二钱 黄连一钱 梅片五厘

共研细末，用时以干末少许洒患处，渗其湿水，另以新棉裹之，痛痒立止，备觉爽适。临睡时洗脚，换药一次。数日即愈。虽脚烂见骨，多年不愈，无不立效。

中藏经治胞损小便不禁方

白牡丹须细花者，根皮为末一钱 白及为末，一钱 生绢一尺

上同以水煎如饧。每服半碗。

疫 证

除疫救苦丹 专治一切瘟疫时证，伤寒感冒，不论已传未传，百发百中。

生大黄二两 瓜儿天麻 麻黄 干姜 松萝茶 绿豆粉各一两二钱 雄黄 朱砂 甘草各八钱

上九味共为细末，炼蜜为丸如弹子大重一钱五分，瓷瓶贮勿泄气。大人每服一丸，小儿半丸，新汲水调服，出汗即愈，重者连进二服。未汗之时切不可饮热汤、食热物，汗出之后不忌。

诸葛行军散 治时气流行瘟疫热病。

绿豆粉一两 麻黄末八钱

共研和匀，每服一钱，无根水或温水调下，汗自出即愈。

宝丹

朱砂 雄黄各二钱 血竭 粉甘草各五钱 桔梗 硼砂 广皮 牙皂 薄荷霜各一钱 梅片五分 白糖一两

上十一味共为细末。

辟疫香

苍术半斤 贯众 艾叶各四两 排草 菖蒲 吴茱萸 白芷 山奈各二两

共捣烂，每用一撮，置房中燃之。宜加雄黄一两。

普济消毒饮 治大头瘟。泰和二年四月，民多疫疠，初觉憎寒壮热，体重；次传头面肿盛，目不能开，上喘，咽喉不利，口燥舌干。俗云大头伤寒，李东垣曰：身半以上，天之气也，邪热客于心肺之间，上攻头目而为肿耳，须用芩连等药。活者甚众。

黄芩酒炒　黄连酒炒。各五分　人参三钱　陈皮　玄参各二钱　甘草　连翘　板蓝根　马勃　僵蚕　升麻　牛蒡子各一钱　柴胡五分　桔梗三钱

上十四味共为细末，半用汤调，时时稍热服之，半用蜜丸噙化。服尽良愈。如大便硬加酒蒸大黄一二钱，以利之。肿势甚者，以砭针刺之，或加防风、川芎、薄荷、当归各五钱，水煎时时服。

又方

黑豆二合，炒焦　炙甘草一钱

水煎汤热服。

又方

蚯蚓十余条，以白糖拌入，碗碟盖好，半日即化为水，至迟一日必化。用鸭毛蘸水，敷之即消。

治霍乱方

陈皮　藿香各五钱

黄土澄水二盅煎服，虽垂死立生。

又方

以三棱针刺少商、委中出血即愈，百发百中。

又方

细看病人背上如有黑点，用针一一挑破出血即愈。若迟一日，则不能救矣。

又方

白矾末一二钱，阴阳水调服神效。

十滴水 治霍乱疫痧，腹痛头昏吐泻，四肢逆冷。

明雄 南薄荷 莪术各一钱半 牙皂 甘草各一钱 樟脑 广木香各八分

上七味共为粗末，烧酒一斤内药泡一二日，每服一二钱。无病每早空心饮一杯，出外以酒抹耳鼻孔，可免疫染。

治鼠疫方鼠疫又名百斯笃，即恶核病，由热毒所感。其证初起头渐重，口微苦，肢体惫倦，或颊赤唇焦、口渴舌燥，或头先热，或手足先冷后热，类感冒、伤寒，但脉洪数，与感冒伤寒之脉浮紧不同。此证系血管瘀滞，望其神气昏迷，闻其声音艰涩，问其手足痠痹，或周身有核大如鹅卵、小如连珠，隐于肌肉，按之始觉，或痛或不痛，或变为疮，或流血水，亦有黄脓者，勿误为疡。光绪十七年粤东罗芷园取《医林改错》解毒活血汤，移治此证，救活多人。原方枳壳改用厚朴。

桃仁八钱，去皮研 红花五钱，后下 连翘 赤芍各三钱 柴胡 葛根 甘草各二钱 生地五钱 当归一钱半 厚朴一钱，后下

上十味水煎服，再加苏木一两、熟石膏一两更好。

核小色白、不发热为轻证，立即急治，原方单剂早、晚各服一次，共服二剂。核虽细而红，头微痛，身微热为稍重，原方单剂早、晚、夜半各服一次，共服三剂。核大红肿，大热大渴，头痛身痛为重证，用双剂合煎，早、晚、夜半各服一次，共六剂。核大红肿，舌黑起刺，循衣摸床，狂言乱语，手足摆舞，无脉身冷抽搐，不省人事，由感毒太盛所致，伤人至速，用双剂合剂，早、午、晚、夜半、次晨共服十剂，服至身退大热，结核渐消，则服单剂每日二服、夜一服。必俟结核消尽，方可止药。

紫雪丹 治恶核圣药。徐灵胎曰：邪火穿经入脏无药可治，此能消解取效。

每服三四钱，早晚各一服，冷水调服，连服三四日便愈。

又方

生萝卜不拘多少切碎，盐拌浸二小时，再用生麻油拌匀，每日早晚餐食，以解热毒煤气，使热不内伏。

又方

刺十二井穴、尺泽、委中各出血，发疮者于肿处出血，以鸡子清调黄柏、乳香细末敷之。

疡　　科

金龙丸　治一切疔疮肿毒，并跌仆闪朒伤筋挛痛、贴骨痈疽，兼治男妇大小颈项瘰疬，及乳串结核，痰气滞凝硬块成毒，小儿痘后发痈等证。

番木鳖四两，以米泔水浸三日，刮去毛皮，切片，晾燥，麻油炒透　穿山甲片一两二钱，炒黄色为度　白僵蚕一两二钱，炒断丝

上三味共为末，以黄米饭捣匀为丸如桐子大，每服五分。量人虚实酌减。老人气血衰者止服四分，小儿周岁以内者服九粒，周岁以外者服十一粒，三岁者服十五粒，五岁者服十五粒，七岁者服二十一粒，九岁者服二十三粒，十岁以上服三分。临睡时按部位用引经药煎汤送下，盖暖睡，勿冒风。如若冒风，觉周身麻木抽掣，甚则发抖，不必惊慌，过片刻即安。毒初起者一二服即消，已成脓者服此自能出毒，不必咬头开刀。诚外科家第一妙方也。

头面，羌活、川芎各五分煎引。肩背，角刺五分煎引。两臂，桂枝五分煎引。胸腹，枳壳五分煎引。两胁，柴胡五分煎引。腰间，杜仲五分煎引。两足膝，牛膝、木瓜各五分煎引。咽颈，桔梗、甘草各五分煎引。跌仆挛筋，红花、当归各五分酒煎引。瘰疬痰毒，夏枯草汤服。小儿以开水或甜酒调化送下。

阴疽活命仙丹　通治落头疽，耳后锐毒，遮腮骨槽风，阴对口，阴发背，乳癌，恶核，石疽，失荣，鹤膝

风，鱼口便毒，瘰疬流注，一切阴疽。内不必服药，外不必敷药。惟用此药一丸放手心中紧紧握住，用布带将手指捆拢，不紧不松，至六个时辰将药丸埋入土中，再换一丸，照前捆好，日夜不断。无论如何肿痛溃烂，用至数丸自能收口生肌，轻者一二丸，立见功效。

顶上真麝香一钱　火硝　白矾　净黄丹各三钱　胡椒一两

上五味共研细末，用熟蜜和为两丸。病在左放左手，病在右放右手，病在中男左女右，病在腰以下放脚心，仍分左右中为要。孕妇忌用，忌食鸡鹅鱼虾发物和房事半年。

一笔描　治一切无名肿毒。

四月收取蝌蚪数升，滤干水，装入瓦罐内，加入冰片三四分，泥封罐口，勿令泄气，埋土中六十四日，化为水，用时以笔蘸水，在患处画一大圈，至逐渐收小，中间留头，其毒即散。

铁笔圈

胆矾六钱，江米同炒黄，去米　雄黄二钱，研末　硼砂四钱二分

先将矾、砂入铁锅内熔化，次入雄黄末，拿下冷定，研细，入麝香一分，瓷罐密收。用时烧酒调，笔蘸药圈疮四围肿处，一日一围，疮随药收，待疮熟时用针刺破，出脓而愈。

捆仙绳　治无名肿毒未出头者，敷消。

白及一两，研末　朱砂　明雄　黄丹各三钱　白矾一钱，生枯各半

上五味共研末，井水调搅千遍，敷上，干另换。

移山过海散 毒生致命处，用此移于无害部位。

雄黄 小麦面 新鲜蚯蚓粪

共为末，醋调，渐渐涂致命处半边，自能移过不致命处。

生军散 治一切未破大小火热疮疖，红肿焮痛。

生大黄为细末，好醋调敷。皮色不变者忌用。

治无名肿毒方

金丝木鳖一个，研末，用童便一大碗调服，次日即消。

又方

乌梅一两，去核 轻粉一钱

共研末作小饼，用时涂于膏药上，贴之即消。

又方

天南星生，研末 白矾研细，等分

新汲水调涂，干再敷之。

又方

赤小豆研末，鸡子清调敷疮之四围，数次即消。

又方

山药捣成泥，涂之即消。

治肿毒初起方

白及 白蔹各一两 枯矾五钱

共为细末，入水，碗中即泥底，外用双白纸蘸水搭患处，另用纸再换搭，待其患处冷定，即倾去水，用药敷上，立消。

又方

公猪胆阴干，切巴豆大　巴豆一枚，去皮

同捣烂，再研香墨合均，搽患处。留口出其毒，自消。

治男妇小儿一切无名肿毒方

苦丝瓜连筋子，烧存性

为末，每服三钱，白蜜汤送下。日二服，夜一服。

金素丹又名黄灵丹　治一切痈疽大毒，发背对口，腰疽臂痈，腐肉暗黑，死肌坚硬，臭秽难闻。用此掺之，膏药盖上，过夜即周围裂缝直与好肉分界，脓流肌活，黑色转红，疼痛亦减，其腐肉自化自脱。凡牙痈溃烂、齿欲脱落，用此亦效。不用钳割，并无秽气。

生白矾六钱　枯白矾三钱　明雄黄一钱

共研极细，筛过，再研千余下，愈研其色愈美。装瓷瓶内，临时取出，勿使染尘。

凡去腐肉，尽可用之，若新长肉上掺之，要痛片刻，一见脓水湿气，即不痛矣。如良腐间混，须将金花散掺好肉面上，再用金素丹掺腐肉上，自不痛也。

金花散　治烂腿臁疮连年不愈，臭烂不堪，并治一切痈疖疮毒，功能去腐生肌。

熟石膏四两，研极细　黄丹飞净，二钱五分

上和匀，再筛，再研，用真香油调搽，上盖油纸，一日一换。不可用茶水洗。如有脓水流开，随用药敷水流之处，以免烂开。

治发背对口恶疮方

松香研末　枯白矾研，各五钱

桐油二两调和，用槐枝去皮为箸二枚，搅至成白膏。用厚油纸缝一方形口袋，将药膏盛入，照疮大小锥口袋为七孔，四角缚绳，将药敷疮上，一周时取下，将药调和再敷，流出毒水，疮自消。重者七日愈。

吕祖灵宝膏　治发背。

栝楼五枚，去子　乳香如枣大，五块

上二味各研细，以白沙蜜一斤同熬成膏。每服三钱，温酒化服。

麻油饮　治痈疽疔疖一切大毒。

真麻油一斤，砂锅内煎数十滚倾出，兑酒二碗，随口热饮一二碗，少顷再饮。急则一日饮尽，缓则分二日饮。无有不愈。

又方

陈久菜子油三杯，一时饮尽。

瓜蒂散　治痈疽大毒及乳岩。

陈年老南瓜蒂烧炭存性酒冲服，再用麻油调此炭敷之，立愈。

大蒜膏　治恶疮肿痛，叫号不眠。

独头蒜数颗捣烂，麻油拌和，厚敷疮上，干又换敷。毒消痛止，无不神效。

肥皂膏　治一切无名恶毒。

生肥皂去子弦与筋捣烂，好醋和敷，立愈。不愈再敷。

蜡矾丸　治痈疽发背，老少皆宜。如未破则内消，已破即便合。

明亮白矾一两，生研　黄蜡七钱

融化和丸梧子大。每服十丸，渐加至二十丸，熟水送下。服至一两，无不作效，最止疼痛。

愈疮枣 凡生疮毒，日久体虚，疮极重者宜服。

红枣三斤 猪板油一斤 陈酒三斤

共入砂锅内煎干，加水三斤，煮至半干，时时取食，食完疮愈。

治疥疮神效方

硫黄一两 轻粉三钱

先将硫黄入锅内炼化，候起烟将燃，含冷水一口喷之，再炼，候起烟将燃，再用水如前喷之，或三四次，或五六次，然后将轻粉放入搅匀，放地上候冷，即凝成块，研极细末，加冰片三分、麝香半分，用瓶装好。搽一切疥疮，神效无比。如畏痛用麻油调搽。

疥疮膏

硫黄研末 川椒研末 生姜切碎 葱白切碎 豭猪板油生切，各等分

上五味共捣如泥，布包，火烘，搽患处。

三妙散 治一切疥疮。

大枫子肉 枯矾各二两 轻粉一两

柏油融化和匀，搽之立效。

一扫光 治诸疮疥癞血风等证。

硫黄不拘多少 信石少许

入白萝卜内，火烧存性，取出，研极细末。

又用香油四两放锅内，入鸡蛋三个煎熟，去鸡子不用，再入花椒四两于油内，煎至焦黑，去椒不用，用油调药搽疮。

治漆疮方

石灰水调敷上，一日除根。

又方

白矾汤洗之亦效。

治癣方

皂矾炒枯为末，猪胆调敷。

又方

豆腐锅巴为末，香油调敷，治顽癣奇效。

治坐板疮方

绿矾一把放盆内，滚水冲化，候温浸洗，痒止，起坐草纸上，待干。数次愈。

便毒初起方

白胶　红糖各一两

水煎汤，调二丑末、大黄末各二钱，温服即消。

又方

针刺昆仑穴，出血即消。

银青散　治男子下疳疼极潮痒，女子阴户淫湿，疮疡脓水淋漓，红瘰肿疼。并治玉茎梅疮蛀腐，及小儿痘疤横烂。并痘后余毒不清，满头发黄泡等疮。

白螺壳火煅，拣去泥，研细末，一两　橄榄核煅存性，研末　寒水石研。各二钱　梅片临用时每药二钱，入冰片一分

上共研极细末，瓷瓶密贮，用时以香油调搽湿处，干掺。

下疳痔漏鱼口洗方

苦参　蛇床子　花椒各等分

水煎汤熏洗。

治阴挺方

蛇床子、乌梅水煎汤熏洗，再用藜芦末、生猪脂同

捣敷。

治痔神方

真熊胆　冰片　田螺汁

上三味调匀，以鸡翎扫涂痔上，止痛消肿甚良。

内痔不出，草乌末津调，点肛门，痔即反出，用药敷治。

内痔脱出不收，蛇床子水煎汤熏洗。

又方

羊胆一个　冰片五分调敷

治外痔疼痛坐卧不得方

大田螺八九个将针挑开靥盖，入冰片、白矾末少许在内，以螺尖埋土中，令其盖仰上，经一宿，取螺水，以鸡毛搭痔上六七次即消愈。

熏洗痔方

五倍子三四个　皮硝一撮

水煎浓汤熏洗。

治虫痔方

苦楝根皮　蛇床子

共为细末，炼蜜调和为挺，内肛中。

枯痔散

红砒放旧瓦上，火煅，白烟将尽，取起　枯白矾各一钱　乌梅烧存性，二钱

上研极细末，瓷瓶密贮，愈陈愈良，用时以口津湿，手指蘸药于痔头痔身上搓捻，一日二次。初敷不肿，五六日出臭水，出尽其痔干枯，不用上药。轻者七八日痊愈，重者半月收功。

脏连丸 治内痔或大肠有毒，小便有血，或前或后。

黄连四两，酒煮，炒黑为末 猪大肠五寸，去油

将末装入大肠内扎住，用酒浸透，甑内蒸熟，共捣成膏，为丸桐子大。每服三钱，滚水送下，其病断根。

又方

槐子实猪大肠头内，煮熟食之。并饮其汤，日三服。

治痔疮方

核桃壳，五倍子填满，线扎好，黄泥封固，炭火煅黑，烟尽为度，取出研细蜜丸。每服三钱。

又方

片脑 朴硝 熊胆各二分 橄榄灰五钱 蜗牛 螺肉各一两

先将蜗牛、螺肉捣烂，后入药末，浸一夜，取水并药敷之，无不断根。

又方

番木鳖凉水磨搽疮上，立止疼痛，效。

治痔漏方

黄蜂窝一个，内有蜂子者佳，明矾研细末填满蜂窝，以微火煅，俟窝内矾滚透，窝亦成灰，研为细末。香油调搽患处，三四次愈。

痔漏有管方

白鸽屎一升入罐内，以开水灌之，即坐在罐口上，其管自落入罐中。数日即收口，要坐卧忍疼。

又方

有白道地龙一二条炙存性为末，黄酒送下。

内痔落下方

大团鱼头一个，火煅　为末，搽痔上即收。

多年痔漏方

苍耳连根叶捣烂，熬水熏洗，三日全好。

治杨梅毒疮方

轻粉　胡桃仁　槐花炒　红枣肉各二钱

捣丸，分三服。初日鸡汤下，二日酒下，三日茶下。三日服尽，五日疮干，七日痂落。当解轻粉毒。

又方

牛角　羊角　穿山甲各二两

俱用湿纸包裹，埋火灰内煨焦，研，取净末。再用皂角刺三钱、生大黄十二两合研极细末，两过绢筛为度。每服五钱，老陈酒调服。大便宜于空地。解完用土掩，恐恶气害人。间二日再吃一服。重者三服愈。

二皂饮　治杨梅疮。

肥皂子独核者二十枚　皂荚子三十枚　苦参　金银花各一两

河水、井水各一碗半同煎至一碗，露一宿。次早空腹热服，其毒自消。

搜风解毒汤　治杨梅疮无论久近轻重，烂穿顶鼻，不犯轻粉。重者月余，轻者半月愈。

土茯苓一两　生大黄五钱　生薏苡仁　金银花　宣木瓜各二钱　白鲜皮　防风　木通各一钱　皂荚子四分

气虚加人参七分，血虚加归身七分。水煎汤，日服一剂。三剂后将大黄减二钱，五剂后再减去一钱，七剂后不用大黄，以愈为度。忌食茶醋辣椒发物、房事半年。

梅疮点药　凡梅疮见于面部或活肉处用此。

杏仁三十枚，去皮尖　雄黄一钱五分　轻粉一钱

共为细末，先以苦参煎汤洗净疮，再用雄猪胆汁调药末敷上，二三日痂即脱落。

治结毒久烂方有阳物烂完半年不愈，服此得生。

土茯苓一斤　生姜四两

共水煎汤数碗，服之其溃处以药汁调面糊之，不日渐愈。

解轻粉毒方　即前搜风解毒汤原方去大黄水煎，日服三次，服至十日渐次痊愈。

红膏

血竭　儿茶　乳香去油　没药去油　黄连　栀子　樟脑各五钱　黄蜡十二两

治附骨疽年久不愈效方

蜣螂有顶冠者，焙干存性研末，一钱　干姜末五分

二味共研细末，撒疮上，外贴膏药。

再长灵根方徐灵胎《洄溪医案》

煅乳石三钱五分　琥珀七分　朱砂六分　人参一钱　真珠七分　牛黄四分　真水粉五分　胎狗一个　雄黄六分

上用灵仙、首乌、大力子、蓼草汁煮一昼夜，炒如银色为末，每服三厘，日进四服，卧又一服，俱以土茯苓半斤，阴阳水十二碗煎五碗，连送五服。七日验，五十日复生，效。王孟英曰：煮一昼夜而炒如银色之药品，即上文煅乳石等九味也，第胎狗煨燥必黑，全狗分两又必数倍于诸药，同煮同炒，不知何以能如银色，是必煨时不令黑也。

徐灵胎曰：濮院沈维德患下疳，前阴连根烂尽，溺从骨缝中去，沥灌

肾囊中，哀号痛楚，肛门亦复烂深半寸。载至余家，止求得生为幸，余亦从未见此病，妨勉为治之，内服不过解毒养血之剂，而敷药则每用必痛，屡易其方，至不痛而后已两月，后结痂能行，惟阴茎仅留根耳。余偶阅秘本有再长灵根一方。内用胎狗一个，适余家狗生三子，取其一泥裹煨燥，合药付之。逾二年忽生一子，举族大哗，谓人道已无，焉能生子。盖维德颇有家资，应继者怀觊觎之心也。其岳徐君密询之，沈曰：我服药后，阳道已长，生子何疑？徐君乃集其族人共验云，阳道果全，但累生如有节，而无总皮。再期又生一子，众始寂然。远近传之，以为奇事，今犹有述之，以为异闻者。

伤　科

九分散

马钱子四两，去皮毛　麻黄去节　乳香去油　没药去油，各四两

各研细末，再合研极细，收瓷瓶内，勿令泄气。遇有受伤者，即与九分，以无灰酒调服，药力甚大，万不可过九分。外伤处破者干掺，若未破见青肿，用烧酒调敷。服药后如觉胸中发闹，周身发麻，此是药力行动，勿恐。若受伤重，服后不见动静，过一时半再服九分。如此敷服，无论何重伤，皆能起死回生，真破伤第[illegible]方也。孕妇忌服。

麻油酒　治跌打损伤从高坠下，痛不可忍。

真芝麻油一杯　黄酒一壶

饮醉盖暖，出汗自愈。

跌打损伤接骨如神方

白面不拘多少，用高醋合成饼，冷色伤处，一时一换，重者包至一斤即愈。

又方

大虾蟆生捣如泥，涂伤处，劈竹裹缚其骨。

螃蟹酒　接骨仙方并治周身打伤。

生螃蟹大者一个，小者三分，石臼内捣碎，滚黄酒冲服，其渣罨伤处，骨内谷谷有声，其骨自接。打伤者一夕即愈。

又方

蟹壳炙存性研末，用酒调服尽醉，其骨自合。

接骨汤

川续断酒浸　当归酒浸　川牛膝酒洗　骨碎补蜜水拌蒸，各一钱　土茯苓七分　炙芪　生甘草各六分

上七味水煎，空腹服。连进二剂，迟二月再进二剂。若多服则成芦节。如手肘伤，去牛膝加桂枝。

跌打损伤骨折筋断方

青枫木炭研细末　飞罗麦面　红糖　米醋各等分

上四味和匀熬膏，厚敷患处，外用布裹，晬时接续。

续筋断方

旋覆花根绞汁，以筋相对，取汁涂而封之，即相续如故。

又方

白胶香为细末敷之。

又方

丝瓜开花时侵晨日未晒过，不老不嫩肥厚之味，采取阴干研末，收藏，掺跌打伤筋。虽断者可续，且消肿止痛。并治金疮及恶疮疖皆效。

又方

生蟹一只捣绞汁，微熬涂之，筋自续。

杖伤方

急饮童便一碗，外用热豆腐敷伤处，其气如蒸豆腐，渐成紫色，再换豆腐，敷至紫色散尽，转淡红色为度。又治四肢打伤青肿皮破。

又方

木耳四两，净砂锅内炒焦存性，忌犯铁器为末。每服五钱，好酒调服。坐少时候药力行至伤处，从里往外透，如针刺痒，甚不时流血水，即其效也。凡临杖预服四五钱则减痛，不致重伤。

治杖疮受刑间难忍者方

豆腐、葱白同捣烂，摊患处一二次即愈。

神效打板膏　治死血郁结，呃逆不食，并夹棍伤内烂，起死回生。

儿茶二油　乳香去油　没药去油，各一钱半　轻粉　血竭　冰片各三分　樟脑二分　麝香一分　猪板油熬去渣，三两　黄蜡一两二钱

上十味共研极细末，再将油蜡同化成膏，贴患处，昼夜流水，即时苏醒。

杖不知痛方

䗪虫一枚　白蜡一两

研匀，酒服。

又方

三七　无名异　地龙

蜡丸，酒服。

疻痏青肿方

莱菔捣烂，罨之即消。

又方

绿豆粉调敷。

又方

樟脑浸烧酒热洗，舒筋消肿。

箭镞及金刃中骨脉不出方

白蔹　半夏等分

为末。每服一钱，淡姜汤调服，日三，至二十日自出。

又方

捣鼠脑或肝，涂，自出。

又方

肥老鼠肉加指甲末、象牙末，敷之自出。

铳弹子入内不能出方

蜂蜜八两和白酒一斤，尽量热饮，安卧被遮，令出汗，次日铳子自出。

又方

蜂蜜不拘多少冲好酒，饮醉即出。黄蜡亦可。

砲子及一切铅铜杂物入肉不出方

蜣螂二三个，捣烂　巴豆仁四五个

共捣如泥，敷伤处，先定痛后，作痒至骨，少刻即出。以生肌玉红膏敷之。

又方

用面和作饼，围受伤处，以干苋菜和砂糖捣融，纳围内，不过三四次即出。

又方

南瓜捣烂，糊四围一圈，中间留小孔。

枪炮伤方

生南瓜汁频服，虽铅子入腹，血流不止可救，可免热毒攻心。外用生南瓜片贴之，铳子自出。无鲜时，用干南瓜水浸湿透，陈瓤敷之亦可。并治火药伤。

制生南瓜汁方

南瓜切小块，内瓷坛中，埋土地下，一年即成清水。枪子入腹，服之可免热毒攻心。并治一切火毒热疮，喉肿舌烂，大痈热极。

汤火伤方　凡手足遍身烧烂者，饮冷水必死，浸冷水中必烂至骨。

宜先饮童便或生萝卜汁一二碗，以护其心，使毒不内攻，外以干烧酒或黄酒泡搽，或用粗纸浸酒湿透贴患处。

又方

以醋泥敷之，止痛无瘢痕，或以米醋浸之。

治汤火伤圣药地榆散

地榆晒干为末，香油调敷。

黄瓜水

老黄瓜打碎，瓷坛装之，埋土内数月化水，愈陈愈好。凡汤火伤，取水搽之，应手而愈。

回禄烟熏致死及中煤火毒方

抬其人于黄土地下，令闻土气，捣白萝卜汁灌之，或腌咸菜水灌之。

又方

新汲水调砂糖灌之。

中电伤方

速用黄土调水，敷身，可望救活。

洗冻瘃方

黄柏　皮硝

各研细末。初起者柏三硝七，未破红肿者柏硝各半，已破者柏七硝三。用冷水调搽，候干，以热水洗去再搽，如此三次。一日定痛，三日痊愈。

治冻疮方

黄柏细末，猪胆汁调敷，布包，七日愈。

又方

鸽粪煎汤洗。

又方

山药磨泥敷之。

中酒精毒方

缩砂投酒中，则酒化为水，故解酒毒。

解服强水毒水

速服肥皂水或苏打水，均可救。

救吞火柴头方

胆矾五厘研末，溶化于清水一茶杯服之，连服四五次，即吐出。

又方

用多量生鸡蛋白，倾入服毒人口中。

解吞鸦片毒方

白糖调冷水灌之。

又方

生南瓜切碎捣汁，和冷水，白布滤去渣，灌方。

治癫狗咬伤毒发欲死救急神效方《肘后》云：凡犬食马肉生狂。

真纹党　羌活　独活　前胡　紫柴胡　茯苓　甘草　生姜各三钱　枳壳炒　桔梗　抚川芎各二钱　生地榆一两　紫竹根一大握

水煎浓汤温服。

此证七日发作，头上有红发一根，急去之，畏风，用蒲扇向病人扇之即知，畏锣声者是。服药一剂，呷生黄豆，如有豆味即愈，如不恶心，是毒未尽，于七日后再进一服，照试，无毒为止。如狗被癫狗咬伤，于未癫之先用此方加乌药一两浓煎，拌饭与服，断不致癫，万无一失。

又方

万年青叶即千年蒀，有一二寸阔，七八寸高，老而且厚者良连根叶捣融绞汁，服一二碗，其毒从大便出。即腹中已成狗形，能化血块而下。不论久近，服之极效。

又方

生大黄三钱　桃仁七枚，去皮尖　土鳖虫七个，炒去足

共研末。白蜜三钱、黄酒一碗煎至七分，连渣服之。不能饮酒者用水煎亦可。空心服后，大便必有恶物如鱼肝猪肝、小便如苏木水，数次后药力尽，大小便如常。再服药，再下恶物，不拘几次，总以大小便无丝毫恶物为度。

又方

地骨皮捣烂用黄酒敷，当茶饮，三日愈。

又方

广滑石五钱　明雄黄三钱　甘草二钱

共为末，以韭菜汁拌匀，开水送下。百发百中。

又方

黑牵牛一两水煎服。

又方

服蔓菁汁亦佳。

狗咬散

番木鳖切片，瓦上炙存性研末撒上，二三日收功。如溃烂者，先用淘米水洗后，撒末于患处，无不见效。

又方

鸽子粪为末，二钱黄酒调服，汗出愈。

破伤风方

荆芥　黄蜡　鱼鳔炒黄，各五钱　艾叶三片

入无灰酒一碗，隔水煮一炷香，热服，汗出立愈。

又方

全蝎一个为末，黄酒调服，日三度。证至危者非此不除。

又方

槐子一合炒，黄酒一碗煎八分，热服，汗出愈。

华佗麻沸散

羊踯躅三钱　茉莉花根一钱　当归一两　菖蒲三分

水煎服一碗，能令人麻醉，忽忽不知人事，任人割破，不知痛痒。

又方

曼陀罗叶八分　草乌头　白芷　当归　川芎各二分　南星炒一分

上六味细锉，投于热汤内煮一二沸，去渣温服。

华佗琼酥散　痈疽疮疡施刀时服之，令人不痛。

蟾酥一钱　半夏　羊踯躅各六分　胡椒　川乌头　川椒各一钱八分　荜茇二钱

上为末。每服半分，陈酒调服，如欲大开加白酒药一丸。饮甘草汤可解。

整骨麻药　开取箭头时服之令人不痛。

川乌　草乌　胡茄子　羊踯躅　麻黄　姜黄各等分

研为末，茶酒任下。甘草水解。

外敷麻药　割证时，外部调敷，令人不知痛。

川乌尖　草乌尖　生南星　生半夏　荜茇各五钱　胡椒一两　蟾酥四两　细辛四钱

研末，烧酒调敷。

又方

公麻雀粪尖竖者是　胡椒各七粒

研末，烧酒调敷。

解麻药方　施割后三日，诸证平复，宜服此解之。

人参　茯苓各五钱　生甘草三钱　半夏　白薇各一钱　陈皮　菖蒲各五分

上以水煎一碗，服之即醒。

蒙药

天仙子　闹羊花各三钱　生草乌　川椒各一钱　狐心一枚

共为细末，放酒汤中饮之，立失知觉，用止迷汤饮之可解。

《本草纲目》：八月采曼陀罗花，七月采火麻子花阴干，等分为末，热酒调服三钱，少顷昏昏如醉。割疮灸火，宜先服此则不觉苦也。

莨菪子、云实花、防葵根、赤商陆根，皆令人狂惑见鬼。

《庚己编》：三足鳖烹食，少顷形化血水，止存发耳。

《留仙外史》：褪壳龟之血少许，可化人身全体为水，惟发独存。

女　科

赤白带下方

旧毡白用白毡，赤用红毡，烧灰，每服三钱，黄酒温冲下。

又方

墨鱼骨研末冲服。

妇女经闭不通发热劳病方

凤眼草一两，研末　红花二钱

水三杯煎至一杯，入黑糖五钱，空心服三五剂，见血方止。

干血劳方

全当归酒浸洗，五钱，水二杯煎至一杯，每日早晚各进一服，十日见效。

又方

全蝎去毒，烧灰存性，每服二钱，空心黄酒下。三五日效。

妇人下部水肿或小便不利方

枯矾细末涂于涌泉穴及指头，则尿利肿消。

胎死腹中或横或倒产生不下方

蓖麻子十九粒　巴豆九粒　麝香半分

共捣如泥，贴脐下丹田穴，随时即下。

下死胎方平胃散加朴硝

苍术米泔水浸炒　陈皮　厚朴姜汁炒，各二钱　甘草六分

上用水酒各半煎浓，入朴硝三钱，再煎三五沸，温服，即化水而下。

下胎方

巴豆去油　红娘子去翅足　斑蝥去翅足　麝香　桃仁去皮尖

共捣如泥，以枣大一枚，红绸包裹，粗线缚扎，内阴中一端，系腰带上数刻，血下去出。

又方

鸦片三分　麝香五厘　樟脑一钱

为末，蜜丸，绢包，塞入阴户内，仰卧一二时，其胎即下。落后用甘草汤解之。

又方

麝香七分　官桂一钱　蓖麻仁二钱

共为末，用枣肉共研。大半用桑枝送入阴户，小半枣丸，好酒送下，即落。

厌生方

血管鹅毛烧存性为细末三钱，产后酒送下一服，永不受孕。

又方

多年油木梳烧灰，白汤送下，行经后服。

又方

零陵香酒煎，行经后服一两，则一年不孕，二三两则二三年不孕。

催乳方

熟地　穿山甲土炒　王不留行　川芎　白茯苓各一钱

归身一钱二分　花粉八分　漏芦二钱　通草四钱

用猪蹄四个煎汤，待澄清，取汤同酒各半煎前药，服三次。以梳炙热熨两乳，令口咂之。其乳如泉涌。

儿　科

保赤万应散　治小儿呕吐急躁声唤，或痰壅咽喉，或昼不食，夜不眠，或冒寒暑，或腹痞积，及急热惊风，咽喉不利，大便酸臭等证。

明雄一钱　朱砂四分　胆南星　巴豆霜去净油，各六分

共研细末，每服二厘，糖水或蜜水调服。病重者再进一服。凡天花瘟疹，霍乱水泻，脾胃虚寒者忌服。

小儿四六日风及急惊风汤

一分麝香二分墨，三分朱砂一处擂，再加地龙一点水，鬼门关上赶得回。

上三味研细，以地龙捣烂，取水和服。

一捻金

白丑　黑丑　大黄　党参　槟榔各一两　礞石三钱

上六味共为细末，每服三五分。

养生方

草灵丹 此药益寿延年，添精补髓，乌须发，固牙齿，强筋骨，壮气血。服之一月，乃见其效。

真川椒去子，炒出汗 茅山苍术酒浸焙干，各四两 茴香盐水炒 白茯苓去皮炒，各二两 川乌去皮脐 炙甘草各一两 熟地酒浸 真山药各三两

共为细末，炼蜜为丸如桐子大。每服三十丸至四五十丸，空心温酒下。老人服至十日，便不夜起。忌食黑羊肉、鹁鸪、桃、李。

《千金方》：彭祖云，使人丁壮不老，房室不劳损，气力颜色不衰者，莫过麋角。其法：

麋角刮之为末十两，用生附子一枚合之，酒服方寸匕，日三，良。

极益房补虚损方

车前子茎叶根治下筛，服方寸匕。强阴益精。

饵黄精法

取黄精以竹刀剔去皮，自仰卧生服之，尽饱为度，则不头痛。若坐服则必头痛难忍，少食盐及一切咸物。佳。

服柏叶法

采无时，以叶切，置甑中令满，覆盆，甑着釜上蒸之三石米顷，久久益善，蒸讫水淋百余，过讫阴干。若

不淋者，蒸讫便阴干，服一合，后食，日三服，势力少稍增，从一合始至一升。可辟谷不饥。

八宝丹

茅苍术　陈皮　大黄　槟榔　粉甘草各一两　厚朴　儿茶各五钱　薄荷精一钱